BEI GRIN MACHT SICH IHR
WISSEN BEZAHLT

Bibliografische Information der Deutschen Nationalbibliothek:

Die Deutsche Bibliothek verzeichnet diese Publikation in der Deutschen National-bibliografie; detaillierte bibliografische Daten sind im Internet über http://dnb.d-nb.de/ abrufbar.

Dieses Werk sowie alle darin enthaltenen einzelnen Beiträge und Abbildungen sind urheberrechtlich geschützt. Jede Verwertung, die nicht ausdrücklich vom Urheberrechtsschutz zugelassen ist, bedarf der vorherigen Zustimmung des Verla-ges. Das gilt insbesondere für Vervielfältigungen, Bearbeitungen, Übersetzungen, Mikroverfilmungen, Auswertungen durch Datenbanken und für die Einspeicherung und Verarbeitung in elektronische Systeme. Alle Rechte, auch die des auszugsweisen Nachdrucks, der fotomechanischen Wiedergabe (einschließlich Mikrokopie) sowie der Auswertung durch Datenbanken oder ähnliche Einrichtungen, vorbehalten.

Impressum:

Copyright © 2019 GRIN Verlag
Druck und Bindung: Books on Demand GmbH, Norderstedt Germany
ISBN: 9783668929685

Dieses Buch bei GRIN:

https://www.grin.com/document/463551

Volker Julius

Vergleich von zwei Studien zur integrierten Versorgung "Gesundes Kinzigtal"

GRIN Verlag

GRIN - Your knowledge has value

Der GRIN Verlag publiziert seit 1998 wissenschaftliche Arbeiten von Studenten, Hochschullehrern und anderen Akademikern als eBook und gedrucktes Buch. Die Verlagswebsite www.grin.com ist die ideale Plattform zur Veröffentlichung von Hausarbeiten, Abschlussarbeiten, wissenschaftlichen Aufsätzen, Dissertationen und Fachbüchern.

Besuchen Sie uns im Internet:

http://www.grin.com/

http://www.facebook.com/grincom

http://www.twitter.com/grin_com

Portfolio

Vergleich von zwei Studien zur
integrierten Versorgung „Gesundes Kinzigtal"

Volker Julius

Modul: Forschungsmethoden und -werkzeuge

Inhaltsverzeichnis

Abkürzungsverzeichnis

EQGK2014 – Studie: Ergebnisqualität Gesundes Kinzigtal – quantifiziert durch Mortalitätskennzahlen

IVGK – Integrierte Versorgung Gesundes Kinzigtal

TAGK2015 – Triple Aim – Evaluation in der Integrierten Versorgung Gesundes Kinzigtal – Gesundheitszustand, Versorgungsleben und Wirtschaftlichkeit

1 Einleitung

Die Frage nach Effizienz und Effektivität bestimmt zu einem großen Teil die Diskussion über die zukünftige Ausgestaltung im Gesundheitswesen. Hierzu sind einige Leuchtturmprojekte initiiert worden, u. a. das Projekt der integrierten Versorgung „Gesundes Kinzigtal".

Dieses verfolgt den Ansatz eines populationsbezogenen Konzeptes der integrierten Versorgung im Kinzigtal. Durch eine Netzwerkbildung und Schaffung von gemeinsamen Interessen der Kinzigtaler Akteure im Gesundheitswesen sollen so die oben beschriebenen Probleme angegangen und gleichzeitig die Patientenzufriedenheit und damit ggf. die Compliance gesteigert werden (Hildebrandt, 2017).

Zu diesem Projekt der integrierten Versorgung sollen zwei Studien, die, anhand von Kennzahlen, die Versorgungsqualität im „Gesunden Kinzigtal" bewerten, verglichen werden. Zum einen soll die Studie „Ergebnisqualität Gesundes Kinzigtal – quantifiziert durch Mortalitätskennzahlen" von Schulte et al. aus 2014 und zum anderen die Studie „Triple Aim – Evaluation in der Integrierten Versorgung Gesundes Kinzigtal – Gesundheitszustand, Versorgungsleben und Wirtschaftlichkeit" von Hildebrandt et al. aus 2015 anhand der jeweiligen Fragestellung und wissenschaftlicher Hintergründe, angewandter Methoden und der jeweiligen Datenauswertung und -analyse verglichen und strukturiert dargestellt werden.

Die Auswahl auf diese Studien ist gefallen, da solche Projekte vielversprechend und ggf. auf andere Bereiche ausweitbar sein können und beide Studien eine sehr enge Verbindung zur beauftragten Gesellschaft „OptiMedis AG" bzw. „Gesundes Kinzigtal" vorweisen. Die Studie „Ergebnisqualität Gesundes Kinzigtal – quantifiziert durch Mortalitätskennzahlen" weißt diese Verbindung bereits auf dem Deckblatt aus. Die zweite Studie zeigt bei der Beschreibung der Autoren die jeweilige Herkunft und auch hier wird die enge Verbindung mit den Playern in der integrierten Versorgung „Gesundes Kinzigtal" (IVGK) deutlich. Somit ist es interessant in der Analyse dieser Studien zu sehen, in welchem Maß diese die wissenschaftlichen Gütekriterien erreichen.

Um diese Studien systematisch vergleichen zu können, soll zunächst der theoretische Hintergrund und die Fragestellung beider Studien verglichen und dargestellt werden. Darauffolgend werden die angewandten Methoden und das wissenschaftliche Vorgehen eingehend beschrieben. Weiterhin sollen die jeweilig Datenanalyse und die Interpretation der gewonnenen und aufbereiteten Daten erläutert werden, bevor eine Zusammenfassung mit einem kurzen Fazit gezogen wird.

2 Theoretischer Hintergrund und Fragestellungen

Um den theoretischen Hintergrund und die Fragestellung vergleichen und gegenüberstellen zu können, werden zunächst beide Studien eigenständig analysiert. Nachfolgend werden die Unterschiede und Gemeinsamkeiten herausgearbeitet und zusammengefasst.

2.1 Studie Ergebnisqualität Gesundes Kinzigtal 2014

Der theoretische Hintergrund zu der Studie „Ergebnisqualität Gesundes Kinzigtal – quantifiziert durch Mortalitätskennzahlen" von Schulte et al. aus 2014 (EQGK2014) wird zu Beginn der Ausführungen detailliert beschrieben. Es werden die Besonderheiten bei der Vertragsgestaltung von integrierten Versorgungsverträgen ebenso dargestellt, wie die Konzeption des IVGK. Ein besonderes Augenmerk wird auf die geänderten Programme und Maßnahmen durch die OptiMedis AG im Rahmen des IVGK gelegt.Die beschriebenen Hintergründe werden mit Zahlen, Daten und Fakten untermauert (Schulte et al., 2014).

Darauffolgend werden die Beweggründe für diese interne Vergleichsstudie beschrieben und die Herkunft der im folgenden verwendeten Daten transparent dargestellt. Ebenso kann aus den Ausführungen geschlossen werden, dass die OptiMedis AG diese Studie durchgeführt, bzw. in Auftrag gegeben hat, dies wird vom Layout unterstützt. Im Weiteren wird das strategische Ziel der IVGK, das Triple Aim, verständlich präsentiert und das Ziel dieser Studie mit dem Vergleich von in das IVGK-eingeschriebenen Mitgliedern mit nicht eingeschriebenen Mitgliedern benannt. Es wird außerdem dargestellt, dass diese Studie lediglich das erste Ziel des Triple Aims, die Verbesserung der Versorgungsqualität, untersuchen will und die weiteren zwei Ziele außen vor gelassen werden (Schulte et al., 2014).

Genauso wird schon zu Beginn des Artikels eine Einschränkung bezüglich des Studiendesigns vorgenommen, denn die nicht eingeschriebenen Vergleichsteilnehmer und Vergleichsteilnehmerinnen stammen aus dem Versorgungsgebiet der IVGK und könnten somit indirekt positiv betroffen sein. Um das beschrieben Ziel zu erreichen, sollen die zwei Teilnehmergruppen anhand von Mortalitätskennzahlen verglichen und Unterschiede detektiert werden. Die detaillierte Methodendarstellung folgt in Kapitel 3. Ebenso wird die wissenschaftliche Relevanz anhand der bisher wenigen Studien zu populationsbezogenen Projekten der integrierten Versorgung dargelegt (Schulte et al., 2014).

Für den Studienartikel EQGK2014 wurden insgesamt 50 Quellen genutzt, wobei neun Quellen einen direkten Bezug zu den Autoren oder dem IVGK haben. In dieser Studie sind die Interessen und Verknüpfungen zu Organisationen der Autoren nicht direkt angegeben, jedoch wird auf dem Deckblatt direkt auf den Auftraggeber der Studie, die

Gesundes Kinzigtal GmbH, hingewiesen. Für den theoretischen Hintergrund der Studie EQGK2014 wurden zwölf Quellen genutzt. Die Studie wird auf insgesamt 43 Seiten ohne Anhang dargestellt, für den theoretischen Hintergrund werden gut zwei Seiten verwendet (Schulte et al., 2014).

2.2 Studie Triple Aim – Evaluation in der IVGK 2015

Die Studie „Triple Aim – Evaluation in der Integrierten Versorgung Gesundes Kinzigtal – Gesundheitszustand, Versorgungsleben und Wirtschaftlichkeit" von Hildebrandt et al. aus 2015 (TAGK2015) beschreibt zunächst das Konzept der integrierten Versorgung und dessen Finanzierung kurz, bevor auf die Konzeption der IVGK näher eingegangen und deren Player dargestellt werden. Es wird ebenso die wissenschaftliche externe, wie interne Begleitung der IVGK dargelegt (Hildebrandt et al., 2015).

Dem folgend wird das Ziel der Studie beschrieben, es sollen die Effekte von der IVGK auf die Dimensionen des Triple Aims evaluiert werden. Es wird ebenfalls auf die Methode kurz eingegangen und beschrieben, dass drei ausgewählte Ergebnisse der internen und externen Evaluation hierzu verwendet werden und anhand dieser Ergebnisse die Auswirkungen auf die Dimensionen des Triple Aims dargestellt werden. Die Ziele des Triple Aims werden hier in Stichpunkten aufgeführt (Hildebrandt et al., 2015).

Abschließend wird durch die Autoren noch das IVGK vorgestellt. Dies wird anhand von Eckdaten erreicht. Es werden die strukturellen, als auch methodischen und finanziellen Aspekte von der IVGK erörtert und kurz beschrieben. So können die Konzepte, die anschließend Einfluss auf die Dimensionen des Triple Aims haben nachvollzogen werden. Eine wissenschaftliche Relevanz wird durch die Bewertung des IVGK erreicht. Hierdurch kann gezeigt werden, ob dieses Konzept zukunftsfähig ist und eine ausgewogene Zielerreichung des Triple Aim generiert (Hildebrandt et al., 2015).

Die Autoren der Studie TAGK2015 verwenden insgesamt 28 Quellen, hiervon haben neun Quellen einen direkten Bezug zu den Autoren oder den Playern im IVGK. Es ist zu erwähnen, dass alle Autoren einen direkten Bezug zu IVGK haben (Betreibergesellschaft, Krankenkasse, externe Evaluation). Dies ist transparent direkt bei den Autoren vermerkt. Für den theoretischen Hintergrund wurden fünf Quellen genutzt. Die Studie wird auf insgesamt zehn Seiten dargestellt, für den theoretischen Hintergrund nutzen die Autoren gut eine Seite Text (Hildebrandt et al., 2015).

2.3 Vergleich der Studien

Nachdem für beide Studien der theoretische Hintergrund und die Studienziele detailliert dargestellt wurden, sollen jetzt die Unterschiede und Gemeinsamkeiten aufgezeigt werden.

Beide Studien nutzen als Messgröße der Auswertung das Triple Aim – Konzept, wobei die TAGK2015 alle drei definierten Ziele aufgreift und die Studie EQKG2014 sich auf ein Ziel beschränkt. In beiden Studien werden die Ziele des Triple Aims aufgeführt, jedoch in EQGK2014 wird das Konzept des Triple Aims außerdem dargelegt und verständlich beschrieben.

In beiden Studien wird die Struktur, der Aufbau und das Konzept der IVGK dargelegt und für den weiteren Verlauf der Artikel ausreichend beschrieben. In der Studie TAGK2015 wird darüber hinaus noch das Finanzierungskonzept der IVGK erörtert, dies scheint notwendig, um im Verlauf die Auswirkungen auf das dritte Ziel des Triple Aims nachvollziehen zu können. Beide Studien stehen im engen Kontakt zu den Playern der IVGK und es werden die Details des Versorgungskonzeptes dem Leser oder der Leserin beschrieben, die zum Verstehen der eigentlichen Studie notwendig sind.

In beiden Studien werden ebenfalls die Studienziele dargelegt, wobei in TAGK2015 das Studienziel klar benannt wird, in EQGK2014 wird dies umfangreicher aber nicht präzise formuliert. Übergeordnet kann festgestellt werden, dass beide Studien die Qualität der IVGK beurteilen und anhand von extern definierten Zielen bewerten. Das Triple Aim ist eine Zieldefinition aus den Vereinigten Staaten von Amerika vom Institute for Healthcare Improvement (IHI, 2019).

Grundlegend ist die Heranführung an die nachfolgende Studie und somit der theoretische Hintergrund in EQGK2014 etwas detaillierter. EQGK2014 nutzt für die Einleitung ca. eine Seite mehr als TAGK2015, der Gesamtumfang von EQGK2014 ist um 33 Seiten größer. Die genutzten 28 Quellen von TAGK2015 sind 22 Quellen weniger im Vergleich, wobei die Quellen mit Bezug zum Autor oder der IVGK in beiden Studien neun betragen. Für den theoretischen Hintergrund werden für EQGK2014 sieben Quellen mehr verwendet, als für TAGK2015.

Abschließend kann festgestellt werden, dass ein starker Bezug der Autoren zur IVGK festgestellt werden kann. Der Detaillierungsgrad der Einleitungen ist in beiden Studien zielgerichtet auf die weiteren Ausführungen, dem Leser oder der Leserin werden notwendige Hintergrundinformationen zur Verfügung gestellt und es wird Bezug zur Aktualität und wissenschaftlichen Relevanz genommen.

Im Folgenden wird das methodische Vorgehen der beiden genannten Studien beschrieben und verglichen.

3   Methodisches Vorgehen

Die Methoden und das Vorgehen der zwei Studien werden nachfolgend einzeln detailliert beschrieben und abschließend gegenübergestellt.

3.1 Methoden bei Ergebnisqualität Gesundes Kinzigtal 2014

Das methodologische Vorgehen bei der Studie EQGK2014 wird in zwei Abschnitte geteilt. Zum einen werden Routinedaten der beteiligten Krankenkassen (AOK und SVLFG) von 2005 bis 2013 pseudonymisiert verwendet und zum anderen Daten aus der internen Vollerhebung des GK-Netzwerks. Wobei bei letzterem die Daten, der Mitglieder des IVGK erhoben werden. Im weiteren Verlauf werden diese Daten mittels Matching zu Vergleichspersonen zugeordnet und mit statistischen Analysen weiterverarbeitet. Für die weitere Auswertung wurden die Daten zwischen 2006 und 2009 verwendet. Diese Sekundärdatenanalyse der Krankenkassendaten ist durch den Kooperationsvertrag zwischen IVGK und den beiden beteiligten Krankenkassen möglich. Diese Daten bestehen aus Abrechnungsdaten der Leistungserbringer gegenüber den Krankenkassen (Schulte et al., 2014).

Die beiden Datenstämme werden nach Pseudonymisierung, und die Autoren setzten diese faktisch einer Anonymisierung gleich, da kein Rückschluss auf Personen gezogen werden kann, über ein Prospensity Score Matching Verfahren weiterverarbeitet. Hierbei ist zunächst durch die Autoren beschrieben, wie der Datenpool anhand von Qualitätsprüfungen bearbeitet wurde. Als Ausgangsbasis wurden 25846 Versicherte und 6421 Mitglieder des IVGK beschrieben. Diese wurden anhand des Matchingverfahrens Calliper, dieses wird hier nicht detailliert beschrieben und kann der Fachliteratur entnommen werden, „Zwillingen" zugeordnet. Somit konnten 5411 Mitglieder des IVGK zu entsprechenden Versicherten der vorgenannten Krankenkassen aus demselben Postleitzahlenbereich, die nicht in das IVGK eingeschrieben waren, zugeordnet werden. Es werden zur weiteren Verwendung lediglich Geburtstag, Geschlecht und Postleitzahl mit den nachfolgend beschriebenen Daten erfasst. Die Daten liefern umfangreiche Parameter zu den Personen. Es werden Stammdaten wie Alter, Geschlecht, ggf. Todeszeitpunkt, Versicherungsart, Diagnosen, Medikation über Rezeptausstellungen, stationäre Versorgung, Arbeits- und Erwerbsunfähigkeiten und Pflegeleistungen betrachtet (Schulte et al., 2014).

Um Personen aus den Mitgliedern des IVGK und den nicht-Mitgliedern stimmig vergleichen zu können, werden die Daten anhand von Zielgrößen beurteilt. Diese Zielgrößen, die Mortalitätsrate, werden durch etablierte Methoden bewertet. Hier wird von den Autoren die Kaplan-Meier-Methode genannt, die Wahrscheinlichkeiten für ein Sterben oder Überleben berechnet. Ebenso wird zur Beurteilung des Studienziels die Methode der „Years of potential life lost" angewendet, diese stellt die potenziell verlorenen Lebensjahre im Vergleich zwischen den beobachteten Kohorten dar. Eine detaillierte Darstellung der verwendeten Beurteilungsmethoden ist der jeweiligen Fachliteratur zu entnehmen (Schulte et al., 2014).

Abschließend ist festzustellen, dass das methodologische Vorgehen durch die Autoren sehr detailliert, besonders das Vorgehen für das Prospensity Matching Verfahren, beschrieben und dargestellt wurde. Lediglich die Qualitätsmerkmale, die zum Ausschluss aus dem Datenpool führten, wurden nicht erläutert.

3.2 Methoden bei Triple Aim – Evaluation in der IVGK 2015

3.2.1 Zusammensetzung der Studie

Die Studie TAGK2015 setzt sich aus drei Teilstudien zusammen, die jeweils eine Zieldimension des Triple Aims beurteilen sollen. Zu erwähnen ist, dass diese Studien von den Autoren beliebig ausgewählt wurden (Hildebrandt et al., 2015).

3.2.2 Studie Gesundheitsnutzen

In der ersten Teilstudie der Studie TAGK2015 wurde ebenfalls auf Routinedaten der beteiligten Krankenkassen zurückgegriffen. Hierbei wurde der Zeitraum von 2004 bis 2011 genutzt, wobei die Jahre 2004 und 2005 als Basisjahre vor Beginn des IVGK zu Grunde gelegt wurden. Es soll der Gesundheitszustand anhand der Osteoporose-Erkrankung beurteilt werden (Hildebrandt et al., 2015).

Es wurden zwei Kohorten gebildet, zum einen die Interventionsgruppe, die aus Versicherten aus dem Kinzigtal besteht, und zum anderen die Kontrollgruppe, die aus Versicherten aus Baden Württemberg ohne Kinzigtal zusammengesetzt wurde. Hierbei wurden nur Personen der AOK und SVLFG (ehemals LKK) berücksichtigt. Durch die Autoren werden Aus- und Einschlusskriterien beschrieben, wie z. B. das Alter. Grundsätzlich wurden nur durchgängig versicherte und mindestens 20 Jahre alte Personen in die Studie eingeschlossen. Diese repräsentative Längsschnittstudie wird fortwährend anhand der Merkmale Alter, Geschlechtsverteilung kontrolliert, um möglichst verlässliche Ergebnisse zu erhalten (Hildebrandt et al., 2015).

Für die Kennzahlen und Qualitätsindikatoren wurden anerkannte Methoden aus der Literatur entnommen, diese werden durch die Autoren kurz skizziert (Hildebrandt et al., 2015).

3.2.3 Studie Versorgungserfahrung

Um die Versorgungserfahrung und somit die zweite Dimension des Triple Aims zu evaluieren, nutzten die Autoren eine als Trendstudie angelegt Befragung der Mitglieder des IVGK. Die Befragungsintervalle sollen bei zwei Jahren liegen, der Beginn war 2012. Für die Auswertung in dieser Studie wurde jedoch nur die Erstbefragung verwendet (Hildebrandt et al., 2015).

Die Befragung wurde mittels standardisiertem Fragebogen auf dem Postweg durchgeführt und an 3038 Mitglieder versandt. Für die Rücksendung stand ein Freiumschlag zur

Verfügung. Die Rückläuferquote lag bei 717 ausgefüllten Fragebögen, dies entspricht 23,6 % (Hildebrandt et al., 2015).

Der Fragebogen ist in zwei Teile gegliedert, der erste Abschnitt basiert auf dem „Weisse-Liste-Ärzte-Fragebogen". Dieser erhebt die Zufriedenheit mit dem Arzt des Vertrauens, somit in der Regel dem Hausarzt. Der zweite Teil soll die Zufriedenheit mit dem IVGK evaluieren. Die Fragen und das grafische Design des Fragebogens ist in dieser Studie nicht abgebildet oder dargestellt, jedoch finden sich im Ergebnisteil drei Abbildungen mit Fragen und Auswertungen (Hildebrandt et al., 2015).

3.2.4 Studie Wirtschaftlichkeit

Die dritte Teilstudie befasst sich mit der Wirtschaftlichkeitsdimension des Triple Aims. Als Methode kommen zwei Berechnungsmodelle zum Einsatz (Hildebrandt et al., 2015).

Für die AOK Baden-Württemberg werden die real angefallenen Kosten der Versicherten aus dem Gebiet der IVGK (Interventionsgruppe) mit den Norm-Kosten, die anhand des Morbi-RSA (Kontrollgruppe) ermittelt werden verglichen. Die Norm-Kosten sind hierbei die zu erwartenden Kosten je versicherte Person. Die hierbei vorzunehmenden Einschränkungen, wie Gebietsaufschläge oder -abschläge, werden durch die Autoren beschrieben (Hildebrandt et al., 2015).

Für die SVLFG (ehemals LKK), die nicht dem Morbi-RSA unterliegt, werden die Kosten der Versicherten im Gebiet des IVGK (Interventionsgruppe) mit einer Zufallsstichprobe aus den übrigen Versicherten der Krankenkasse in Baden-Württemberg (Kontrollgruppe) verglichen und gegenübergestellt. Die Ausschlusskriterien für die Zufallsziehung werden von den Autoren dargestellt, so wurden nur Personen, die älter als 20 Jahre sind eingeschlossen (Hildebrandt et al., 2015).

Die Interventionsgruppe AOK hat eine Gruppengröße von 31156 Personen und die Interventionsgruppe der SVLFG beträgt 1474 Personen (Hildebrandt et al., 2015).

Die zu erhebende Kennzahl wird als Differenz zwischen der Interventionsgruppe zur Kontrollgruppe im jährlichen Abstand angegeben. Der Erhebungszeitraum liegt von 2005 bis 2012 (Hildebrandt et al., 2015).

3.3 Methodenvergleich der Studien

Nachdem das methodologische Vorgehen in beiden Studien beschrieben und dargestellt wurde, sollen nun besondere Merkmale gegenübergestellt werden.

Als Unterschied der beiden Studien stellt sich die Zusammensetzung der Kohorten dar. In EQKG2014 werden in der Kontrollgruppe auch Versicherte aus dem Gebiert der IVGK eingeschlossen und demnach kann die integrierte Versorgungsform Einfluss auf den Studienausgang haben, da Versicherte im Versorgungsgebiet der IVGK indirekt von den

Maßnahmen profitieren. Im Unterschied zur vorgenannten Studie nimmt die erste Teilstudie von TAGK2015 die Versicherten aus dem Gebiet IVGK und vergleicht den Gesundheitsnutzen mit den übrigen Versicherten aus Baden-Württemberg der beteiligten Krankenkassen. Somit wäre das zu erwartende Ergebnis aufgrund des Studiendesigns bei TAGK2015 positiver zu erwarten.

Abschließend kann festgestellt werden, dass, bis auf kleine Ausnahmen, wie das Vorgehen zur Personenauswahl beim Matchingverfahren, die Autoren in beiden Studien einen großen Wert auf transparente und detaillierte Darstellung des Vorgehens legen.

4 Datenanalyse und Interpretation

Nach eingehender Vorstellung der Methoden der beiden ausgewählten Studien werden das Vorgehen bei der Datenanalyse und der Interpretation der erhaltenen Ergebnisse nachfolgend dargelegt und abschließend ein Fazit gezogen.

4.1 Studie Ergebnisqualität Gesundes Kinzigtal 2014

In der Studie EQGK2014 nimmt der Analyse- und Interpretationsteil insgesamt 20 Seiten ein und ist sehr ausführlich beschrieben. Weiterhin ist anzumerken, dass grundlegend durchgängig relevante Passagen und Abschnitte mit Literaturnachweisen belegt sind (Schulte et al., 2014).

4.1.1 Datenanalyse bei EQGK2014

Die Datenanalyse wird eingehend beschrieben. Es wird zunächst darauf hingewiesen, dass die Ergebnisse anhand der einschlägig bekannten und anerkannten Methoden der deskriptiven Statistik. Weiterhin wird dargelegt, dass die Gruppenunterschiede mittels Hypothesentest im Folgenden beurteilt werden (Schulte et al., 2014).

Um die Daten beider Kohorten vergleichen zu können, werden von den Autoren zunächst das Vorgehen beim Prospensity Score Matching ausführlich und anhand von Tabellen dargelegt. Die Güte des Matchingprozesses wird durch Mittelwertberechnung, Standardabweichung und sich daraus ergebener Varianz tabellarisch in einem Vorher-Nachher-Vergleich dem Leser oder der Leserin erläutert. Hierbei wurde zudem die Unterschiede anhand von Signifikanztest beschrieben. Ebenso wurde auf die verwendete Software hingewiesen und kurz erläutert (Schulte et al., 2014).

Nachfolgend sind von den Autoren die Ergebnisse bezüglich Mortalität mit Chi-Quadrat-Test und Log-Rank-Test mit einer zuvor durchgeführten Signifikanzprüfung der Statistiken, die für die Tests zugrunde gelegt wurden, durchgeführt worden. Diese Tests dienen der Beurteilung der erhobenen Daten und sind der mathematischen Statistik zugeordnet. Mit dem Log-Rank-Test können die Überlebenszeiten der beiden Kohorten miteinander verglichen werden. Auf die einzelnen Verfahren soll hier nicht detailliert eingegangen werden, dies ist der Fachliteratur zu entnehmen (Schulte et al., 2014).

Die Ergebnisse werden tabellarisch mit einem erklärenden Text dargestellt und vermitteln einen sehr umfassenden Einblick in das Vorgehen bei der Datenanalyse. Diese wird somit sehr transparent dem Leser oder der Leserin dargestellt (Schulte et al., 2014).

4.1.2 Interpretation bei EQGK2014

Nach der Ergebnispräsentation und Datenanalyse schließt sich ein Interpretations- und Ausblickteil in dieser Studie an. Auf 4,5 Seiten beschreiben die Autoren die Erkenntnisse aus der Studie über die Auswirkungen der IVGK. Sie führen aus, dass eine solche randomisierte Studie als Goldstandard anzusehen ist, jedoch auch sehr ressourcenintensiv in der Durchführung war. Es wird ebenfalls auf die eingangs dargestellten Einschränkungen hingewiesen und nachfolgend erläutert, dass aufgrund diverser Merkmale davon auszugehen ist, dass es tendenziell zu ungünstigeren Ergebnissen in dieser Studie im Vergleich mit der Realität gekommen ist. Diese Annahmen und Begründungen werden von den Autoren glaubhaft und teilweise mit Literaturnachweisen untermauert. Limitationen der Studie werden ebenfalls aufgezeigt, z. B. wird der kurze Zeitrahmen der Studiendaten erwähnt, der so eine ggf. nicht realitätsgetreue Beurteilung von Mortalität zulässt. Ebenso werden mögliche Einflussfaktoren benannt, die für ein zu positives Ergebnis verantwortlich sein könnten. Weiterhin wurde angemerkt, dass die dargestellten Auswertungen in den folgenden Jahren fortgeführt und somit die positiven Tendenzen der IVGK weiter untermauert werden sollen (Schulte et al., 2014).

Es kann insgesamt von einem transparenten Vorgehen bei der Interpretation der Ergebnisse gesprochen werden.

4.2 Methoden bei Triple Aim – Evaluation in der IVGK 2015

Bei der Studie TAGK2015 findet die Datenanalyse und deren Interpretation bei den Einzelstudien statt. Am Ende des Artikels werden von den Autoren jedoch auf einer guten halben Seite die Gesamteffekte diskutiert. In der Gesamtstudie gelingt es den Autoren Sachverhalte und Annahmen durch Literaturangaben zu verifizieren (Hildebrandt et al., 2015).

4.2.1 Datenanalyse bei TAGK2015

Um den unterschiedlichen Studienansätzen gerecht zu werden, werden nachfolgend die Analysemethoden und das Vorgehen der Autoren der Teilstudien einzeln beschrieben.

4.2.1.1 Studie Gesundheitsnutzen

In dieser Teilstudie werden dem Leser oder der Leserin zunächst die Ergebnisse der Kennzahlen beschrieben, hiernach folgt eine Erklärung der zugrunde liegenden

Sachverhalte bezüglich der Erkrankung und Behandlung. Nachfolgend wird durch die Autoren die weitere Interpretation der erhobenen Daten erläutert, diese werden durch eine Tabelle veranschaulicht. Die Daten wurden mittel deskriptiver statistischer Methoden inklusive Signifikanztest verarbeitet (Hildebrandt et al., 2015).

4.2.1.2 Studie Versorgungserfahrung

In dieser Teilstudie werden die kumulierten Ergebnisse von den Autoren im Fließtext beschrieben und anhand von drei Tabellen aufbereitet. Die Datenanalyse der Survey fand anhand von deskriptiven statistischen Methoden und Signifikanztests statt (Hildebrandt et al., 2015).

4.2.1.3 Studie Wirtschaftlichkeit

Die Daten in der Teilstudie zur Wirtschaftlichkeit der IVGK werden mittels Koordinatensystems dargestellt und anhand mathematischer Methoden verarbeitet. Hierbei sind die Erhebungsjahre auf der Abszisse und auf der Ordinate die Kosten (Ist- und Normkosten) dargestellt.Die wirtschaftlichen Auswirkungen der IVGK werden anhand des Deckungsbetrags pro versicherter Person im Fließtext beschrieben (Hildebrandt et al., 2015).

4.2.2 Interpretation bei TAGK2015

Wie bei der Datenanalyse sollen ebenfalls bei der Erläuterung der Dateninterpretation der Teilstudien, dies einzeln betrachtet werden.

4.2.2.1 Studie Gesundheitsnutzen

Die Interpretation des Studiendaten fällt mit ca. ¼ Seite knapp aus. Es werden Einschränkungen und mögliche Einflussfaktoren genannt, jedoch nicht abschließend diskutiert. So wird z. B. auf ein möglicher Lebensqualitätsgewinn hingewiesen, dieser jedoch nicht umfassend dargestellt. Jedoch kann festgestellt werden, dass dem Leser oder der Leserin notwendige Fakten dargelegt werden (Hildebrandt et al., 2015).

4.2.2.2 Studie Versorgungserfahrung

Die Interpretation der Daten ist bei der Beschreibung der Datenanalyse und Ergebnisdarstellung integriert. Grundlegend kann zusammengefasst werden, dass die Autoren sehr offen mit den Grenzen der bisher einzige Survey zu diesem Thema umgehen und eine Hypothese aufstellen, die jedoch mit den erhaltenen Daten nicht zu belegen oder zu verwerfen ist. Die Autoren geben abschließend einen Ausblick auf das weitere Vorgehen (Hildebrandt et al., 2015).

Die Interpretation der Daten erfolgt detailliert und auf die jeweilige Krankenkasse bezogen. Ebenfalls wird, da unterschiedliche Einsparpotentiale bei den Kostenträgern ausgewiesen wurden, eine Hypothese gebildet. Weiterhin werden die Differenzen auf unterschiedliche Versorgungsmöglichkeiten dargestellt. Hierbei wäre eine tabellarische Übersicht mit den Differenzbeträgen und der entsprechenden Versorgungsmöglichkeit für die Übersicht und einem detaillierten Verständnis zuträglich gewesen (Hildebrandt et al., 2015).

4.2.3 Gesamtfazit von TAGK2015

Die Autoren stellen kurz die Rahmenbedingungen für die Datenerhebung dar. Folgend stellen sie die Auswirkungen der IVGK auf die Dimensionen des Triple Aims dar. Sie beschreiben weiterhin mögliche Themengebiete für Anschlussstudien und thematisieren die Komplexität des zu untersuchenden Gebietes. Die Autoren stellen ebenfalls Vermutungen für die Entwicklung der IVGK an. Ansatzpunkte für weiterführende Überlegungen und Theorien werden mit Literaturhinweisen untermauert und finden darüber hinaus auf internationaler Ebene statt (Hildebrandt et al., 2015).

4.3 Datenanalyse- und Interpretationsvergleich der Studien

Im Vergleich der beiden Studien kann festgestellt werden, dass diese auf deskriptiven statistischen Methoden zur Datenanalyse aufbauen und mittels Signifikanztest die Gültigkeit und Übertragbarkeit der Ergebnisse überprüfen. In beiden Studien legen die Autoren großen Wert auf Transparenz und einer, anhand von Literaturnachweisen, nachvollziehbaren Argumentation.

Jedoch soll angemerkt werden, dass die Studie TAGK2015 an einigen Stellen etwas ausführlicher präsentiert werden könnte. Hierdurch hätte die Leserin oder der Leser einen noch tieferen Einblick in die Ergebnisse haben können.

5 Zusammenfassung/Fazit

Abschließend kann nach eingehender Untersuchung der beiden Studien dargestellt werden, dass die Herleitung und der theoretische Hintergrund bei beiden Studien detailliert beschrieben und die wissenschaftliche Relevanz, sowie die gesellschaftliche Notwendigkeit dargelegt wurde. Die Methodennutzung in beiden Studien dient dem Forschungsziel und ist somit geeignet. Auf Einschränkungen und Besonderheiten haben die Autoren in den jeweiligen Studien hingewiesen. Ebenso fand im Allgemeinen eine eingehende Analyse der erhobenen Daten und deren Interpretation statt. Wobei der Studie TAGK2015 ein etwas größerer Umfang für die Ergebnispräsentation dienlich gewesen

wäre. Ebenso ist der Fokus der Autoren auf die Einhaltung der wissenschaftlichen Gütekriterien in der quantitativen Sozialforschung zu erwähnen.

6 Literaturverzeichnis

Hildebrandt, H., Pimperl, A., Schulte, T., Hermann, C., Riedel, H., Schubert, I., Köster, I., Siegel, A. & Wetzel, M. (2015). Triple Aim – Evaluation in der Integrierten Versorgung Gesundes Kinzigtal – Gesundheitszustand, Versorgungserleben und Wirtschaftlichkeit. *Bundesgesundheitsblatt - Gesundheitsforschung – Gesundheitsschutz*, 2015 (58), 383-392.

Hildebrandt, H. (2017). *GESUNDHEIT KENNT KEINE GRENZEN - Jahresbericht 2016 der Gesundes Kinzigtal GmbH.* Verfügbar unter: http://www.gesundes-kinzigtal. de/wp-content/uploads/2017/05/Gesundes-Kinzigtal_Jahresbericht-2016.pdf (10.02.2019).

IHI (Institute for Healtcare Improvement) (Hrsg.) (2019). The IHI Triple Aim. Verfügbar unter: http://www.ihi.org/Engage/Initiatives/TripleAim/Pages/default.aspx (04.03.2019).

Schulte, T., Pimperl, A., Fischer, A., Dittmann, B., Wendel, P & Hildebrandt, H. (2014). *Ergebnisqualität Gesundes Kinzigtal – quantifiziert durch Mortalitätskennzahlen.* Verfügbar unter: https://optimedis.de/files/Publikationen/Studien-und-Berichte /2014/Mortalitaetsstudie-2014/Mortalitaetsstudie-2014.pdf (02.02.2019).

VERGLEICH VON ZWEI STUDIEN ZUR INTEGRIERTEN VERSORGUNG „GESUNDES KINZIGTAL"

Methoden zur Datenerhebung

Präsentation zur Prüfungsleistung im Modul Forschungsmethoden und -werkzeuge.

Agenda

- Studienauswahl

- Methoden zur Datenerhebung

- Vergleich der Methoden

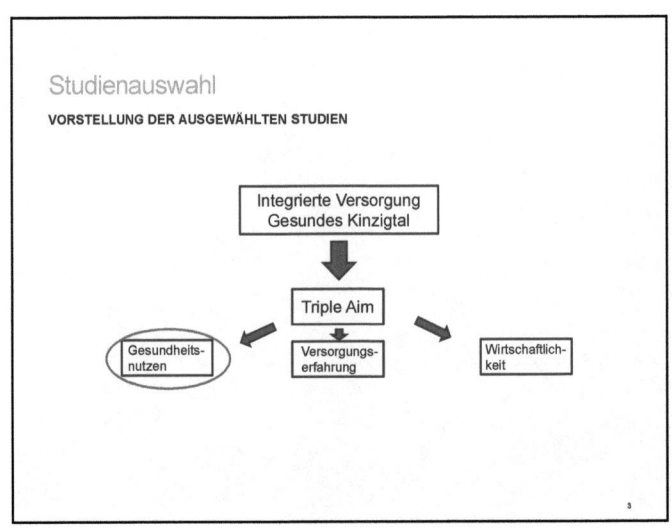

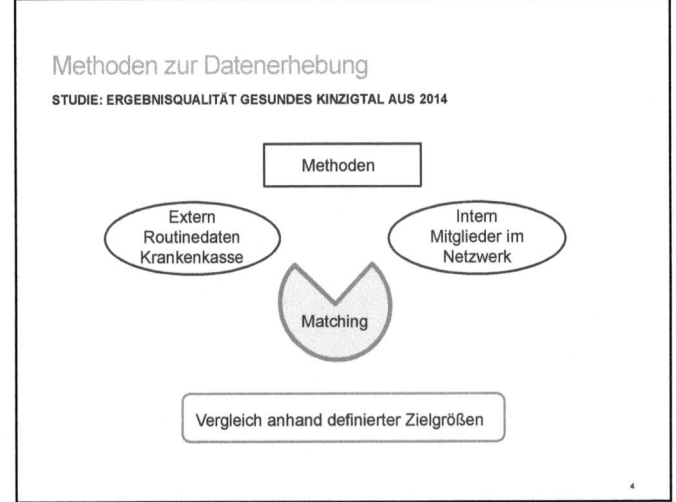

Methoden zur Datenerhebung

STUDIE: TRIPLE AIM – EVALUATION IN DER INTEGRIERTEN VERSORGUNG GK AUS 2015

Gesundheitsnutzen	Versorgungs-erfahrung	Wirtschaftlichkeit
Routinedaten Krankenkasse	Zweiteiliger Survey	Berechnung Ist- und Normkosten
Eine Erkrankung Osteoporose	Standardisiert	Zwei Grundlagen: Morbi-RSA und Zufallsstichprobe
Zwei Kohorten	Postalisch	
Vergleich anhand Qualitätsindikatoren	Weisse-Liste-Ärzte-Fragebogen	Jährlich seit Beginn Gesundes Kinzigtal
	Zufriedenheit Gesundes Kinzigtal	

Vergleich der Methoden

FAZIT

Ergebnisqualität 2014

Triple Aim Evaluation 2015

Transparent

Überschneidung ↔ Kohortenbildung ↔ Ausschluss

Fehlende Beschreibung Matchingverfahren

Ausführlich

Prägnant

Autorenkonfliktangabe

 Deskriptive Statistik, Literaturbasierte Interpretation

Literaturverzeichnis

Hildebrandt, H., Pimperl, A., Schulte, T., Hermann, C., Riedel, H., Schubert, I., Köster, I., Siegel, A. & Wetzel, M. (2015). *Triple Aim – Evaluation in der Integrierten Versorgung Gesundes Kinzigtal – Gesundheitszustand, Versorgungserleben und Wirtschaftlichkeit.* Bundesgesundheitsblatt - Gesundheitsforschung – Gesundheitsschutz, 2015 (58), 383-392.

Hildebrandt, H. (2017). *GESUNDHEIT KENNT KEINE GRENZEN - Jahresbericht 2016 der Gesundes Kinzigtal GmbH.* Verfügbar unter: http://www.gesundes-kinzigtal. de/wp-content/uploads/2017/05/Gesundes-Kinzigtal_Jahresbericht-2016.pdf (10.02.2019).

IHI (Institute for Healtcare Improvement) (Hrsg.) (2019). *The IHI Triple Aim.* Verfügbar unter: http://www.ihi.org/Engage/Initiatives/TripleAim/Pages/default.aspx (04.03.2019).

Schulte, T., Pimperl, A., Fischer, A., Dittmann, B., Wendel, P & Hildebrandt, H. (2014). *Ergebnisqualität Gesundes Kinzigtal – quantifiziert durch Mortalitätskennzahlen.* Verfügbar unter: https://optimedis.de/files/Publikationen/Studien-und-Berichte /2014/Mortalitaetsstudie-2014/Mortalitaetsstudie-2014.pdf (02.02.2019).

Vielen Dank für Ihre Aufmerksamkeit!
Haben Sie noch Fragen?

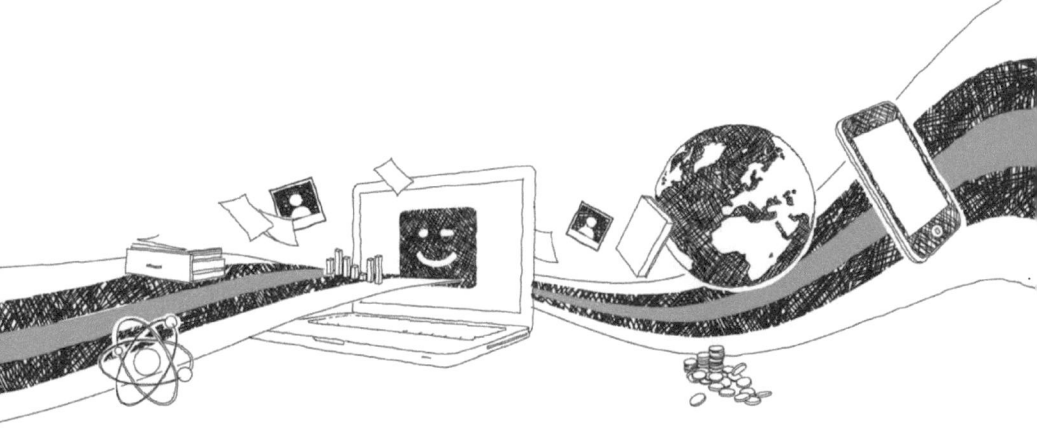
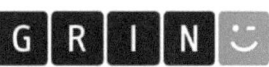